DE

LA TARSALGIE

DES ADOLESCENTS

PAR

Félix PUY LE BLANC,

Docteur en médecine de la Faculté de Paris.

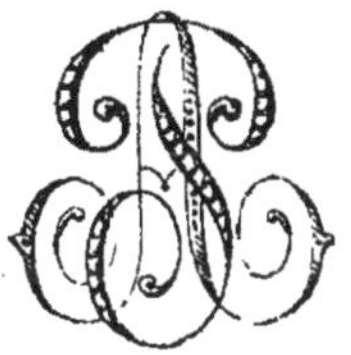

PARIS

A. PARENT, IMPRIMEUR DE LA FACULTÉ DE MÉDECINE

RUE MONSIEUR-LE-PRINCE 29 ET 31.

1875

DE

LA TARSALGIE

DES ADOLESCENTS

PAR

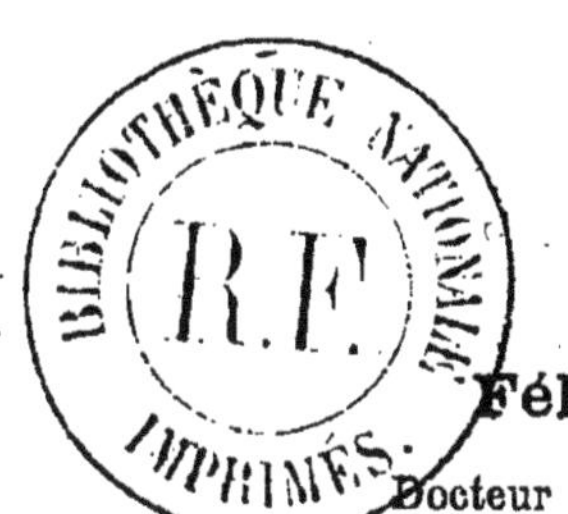

Félix PUY LE BLANC,

Docteur en médecine de la Faculté de Paris.

PARIS

A. PARENT, IMPRIMEUR DE LA FACULTÉ DE MÉDECINE

RUE MONSIEUR-LE-PRINCE 29 ET 31.

1875

TARSALGIE DES ADOLESCENTS

La tarsalgie est une de ces maladies spéciales à l'adolescence qu'on ne rencontre qu'exceptionnellement dans l'âge mûr : Longtemps confondue avec les pied bots, elle fut étudiée pour la première fois, comme maladie spéciale, par MM. Bonnet de Lyon et Jules Guérin, qui lui donnèrent le nom de valgus pied plat douloureux, puis par M. Duchenne (de Boulogne) qui lui donna le nom d'impotence fonctionnelle et de spasme du long péronier, dénomination qu'avait aussi acceptée M. le professeur Nélaton. C'est en 1865 que M. le professeur Gosselin, s'appuyant sur une autopsie que nous rapporterons en faisant l'anatomie pathologique de la maladie, et dans laquelle il trouva toutes les lésions de l'arthrite sèche, lui donna le nom d'arthralgie tarsienne ou tarsalgie, qui est actuellement adopté par presque tous les chirurgiens.

Cette dénomination nous paraît avantageuse, surtout parce qu'elle désigne une affection douloureuse du tarse entraînant après elle une déviation du pied soit en dedans soit en dehors ; elle eût cependant été incomplète si elle n'eût indiqué une maladie propre à l'adolescence ; c'est pour cela que M. Gosselin lui a donné le nom de tarsalgie des adolescents que nous conserverons dans cette étude pour les raisons que nous allons exposer.

Le nom de valgus pied plat douloureux employé par MM. Bonnet de Lyon et J. Guérin, semblerait exclure les pieds creux et cependant rien n'est moins vrai, car sur trente et une observations que nous avons trouvées dans les auteurs ou que nous avons pu personnellement recueillir, nous avons relevé les chiffres suivants.

Valgus pied plat 11.

Valgus pied creux 17 ;

Varus pied creux 2 ;

Varus pied plat 1.

Tarsalgie des deux pieds un seul cas ; un pied était en varus, l'autre en valgus.

D'après cette statistique, le nombre des pieds creux atteints de valgus serait donc plus grand que celui des pieds plats ; si cependant en adoptant la dénomination de valgus pied plat, les auteurs que nous citons ont voulu indiquer que la tarsalgie abaisse souvent la voûte plantaire, ils ont ont été dans le vrai la plupart du temps, quoiqu'il se présente beaucoup de cas où cette voûte ne subit aucune modification.

Pour ce qui est du nom d'impotence et spasme fonctionnels, nous ne ferons que le mentionner ici ; puisque nous croyons que la théorie de M. Duchenne (de Boulogne) est erronée et que le but de notre travail est d'apporter quelques faits nouveaux à l'appui de la théorie défendue par M. le professeur Gosselin, théorie que jusqu'à preuve convaincante nous considérons comme la vraie.

ETIOLOGIE.

Le rhumatisme, la scrofule, les *entorses*, les coups sur le pied etc, ont été tour à tour invoqués comme prédisposant à la maladie que nous étudions. Ces causes ont pu agir quequefois, mais il en est une qui les prime toutes, c'est l'âge et le développement exagéré du squelette qui accompagne souvent le passage de la seconde enfance à l'adolescence : Aussi ne rencontrons-nous la trasalgie que chez les jeunes gens de 12 à 20 ans et surtout chez ceux dont la croissance a été très-rapide.

Les professions jouent aussi un grand rôle, celles qui obligent le malade à faire de longues courses et à rester de bout longtemps ont une importance très-grande ; aussi rencontrons-nous la tarsalgie surtout chez les épiciers, les garçons de café, les charcutiers, les domestiques qui sont souvent debout et frottent les parquets; les blanchisseuses qui, elles aussi, travaillent debout et ont souvent à porter très-loin de lourds fardeaux, etc. Pour ce qui est du sexe, l'influence ne paraît pas très-marquée; cependant les garçons semblent plus souvent atteints que les filles, mais cette statistique ne prouverait rien, car la femme travaille plus souvent assise que l'homme. On a aussi prétendu que le pied gauche était plus souvent atteint que le pied droit; nous avons recherché dans les auteurs, et le résultat de nos recherches a été que cette cause, qui semblait vraie lors de la thèse de M. Cabot et des premiers travaux de M. Gosselin, ne semble pas confirmée par les observations plus récentes de MM. Froustey et Descoqs et celles que nous avons pu recueillir dans les différents services de chirurgie que nous avons fréquentés.

On a encore invoqué d'autres causes que nous nommerons occasionnelles, telles sont le rhumatisme, les entorses, un coup sur le pied, etc. Nous sommes d'autant plus éloigné de nier que tel n'ait été quelquefois le point de départ de la maladie, surtout chez des sujets prédisposés, que nos observations 2 et 3 se rapportent à des individus chez lesquels le traumatisme semble avoir été la cause déterminante de la maladie.

SYMPTOMES.

Pour faciliter l'étude des symptômes, nous diviserons la tarsalgie en quatre degrés, division adoptée par M. le professeur Gosselin (1), et nous décrirons les symptômes observés dans chacun de ces degrés.

1ᵉʳ DEGRÉ. — *Tarsalgie avec contracture des péroniers disparaissant par le repos et reparaissant par la marche.*

SYMPTÔMES. — *Douleur* peu vive, ou plutôt picotements, siégeant au-dessous des malléoles interne et externe; peu à peu la douleur augmente et se localise à l'articulation astragalo-scaphoïdienne et à celle du cuboïde et du calcanéum ; cette douleur, qui disparaît par le repos au lit, reparaît lorsqu'on exerce une pression même légère au niveau des articulations malades.

A mesure que la douleur devient plus vive apparaît le gonflement du pied ; gonflement sans rougeur, et prononcé surtout au niveau de l'articulation médio-tarsienne ; à ce moment on peut voir à la face interne du pied une saillie formée par l'astralgale et le scaphoïde. Cette saillie tient à ce que le long péronier latéral qui est déjà contracturé

(1) Gosselin. Clinique chirur. de l'hôpital de la Charité, Paris, 1873.

tire l'avant-pied en dehors et le fait dévier de son axe normal.

Enfin on sent et même on peut voir, au-dessus de la malléole externe, la saillie formée par les péroniers contracturés.

2e DEGRÉ. — *Tarsalgie avec contracture ne disparaissant qu'au moyen de l'anesthésie.*

Dans ce second degré le repos ne suffit plus pour faire disparaître la déformation ; il faut pour cela avoir recours au sommeil anesthésique, et la déformation reparaît lorsque cesse l'action du chloroforme. La douleur est plus vive que dans la période précédente, quelquefois s'exaspère la nuit et les malades n'obtiennent un peu de soulagement qu'en tenant leur pied hors du lit. La pression au niveau des articulations est très-douloureuse, la pointe du pied est portée en dehors et si, fixant la jambe sur le lit, on essaie de la ramener en dedans, on ne peut y parvenir, les mouvements sont devenus très-difficiles, ceux de latéralité sont presque impossibles. Le malade boite en marchant, du reste la douleur le force vite à s'arrêter.

3e DEGRÉ. — Dans le troisième degré les muscles ne se relâchent plus par l'action du chloroforme, ils ne sont plus simplement contracturés, ils sont rétractés et n'apparaissent plus que comme un cordon fibreux ne possédant plus aucune des qualités du muscle, c'est, dit M. Strauss, « un pur tissu de cicatrice ne répondant pas à l'électricité, ne cédant pas au sommeil chloroformique le plus profond et ne permettant le redressement des membres que par la rupture ou la section » (1). Aussi dans cette période, le seul traitement efficace est-il la ténotomie que l'on devra pratiquer sans hésiter pour empêcher que la maladie, passant au quatrième degré, les cartilages ne disparaissent et qu'il se forme un ankylose des articulations médio-tarsiennes, ainsi que l'a montré M. le professeur Gosselin sur un homme de cinquante ans observé à l'hôpital de la Pitié (2).

ANATOMIE PATHOLOGIQUE.

La tarsalgie étant une de ces maladies qui n'expose pas la vie du malade, il fallait pour pouvoir en examiner les lésions, qu'une maladie intercurrente vînt enlever le malade ; c'est à cette circonstance que nous devons la seule autopsie qui ait été faite jusqu'à ce jour : Celle d'une jeune fille de 19 ans atteinte de tarsalgie au second degré et qui fut enlevée en octobre 1865 par une atteinte de choléra. L'autopsie fut faite avec beacoup de soin par M. Gosselin aidé de M. Cabot son interne et montra les lésions suivantes :

(1) Strauss. Des contractures, thése d'agrégation, 1875.
(2) Gosselin. Clinique de la Charité, p. 164.

« *Pied gauche* — Articulation tibio-tarsienne :
Après l'ouverture de l'articulation tibio-tarsienne,
on constate au-devant de la poulie astragalienne
une absence de cartilage dans une étendue de 1
centimètre et demi à peu près transversalement
sur 3 à 4 centimètres d'avant en arrière du côté
interne, et de 2 à 3 centimètres du côté externe.
A la partie antérieure de la poulie astragalienne, le
cartilage semble être beaucoup plus mince et laisse
voir par transparence la surface osseuse. Léger
épaississement de la synoviale, pas de liquide dans
la jointure.

« 2° Articulation médio-tarsienne. — Sécheresse
très-grande des surfaces articulaires, surtout com-
parativement à l'autre pied.

« *Articulation astragalo-scaphoïdienne*. — Sur la
tête de l'astragale, il y a disparition totale du cartilage suivant une ligne oblique de bas en haut et
de dedans en dehors de 4 centimètres, avec une
hauteur variant de 4 à 5 millimètres. A la place du
cartilage manquant, on ne voit pas de fongosité,
pas de rougeur, il semble que la lamelle sous-car-
tilagineuse ne soit pas détruite ; la surface articulaire est beacoup plus sèche que du côté opposé, il
est impossible d'en ramener, comme de l'autre côté,
des filaments de synovie ; du côté du scaphoïde, point
de destruction mais un amincissement considérable qui permet de voir un peu par transparence le

tissu osseux ; il y a une teinte légèrement violacée au lieu de la teinte blanche du côté opposé. Du reste, même absence de synovie que sur l'astragale.

« *Articulation calcanéo-cuboïdienne.* — Même sécheresse même diminution de synovie. Il y a un amincissement du cartilage diarthrodial qui est parfaitement marqué au bord inférieur de la facette articulaire du calcaneum. Sur la facette cuboïdienne, peu de différence d'aspect quand on la compare avec le côté opposé.

« *Articulations scaphoïdo-cunéennes et cuboïdo-métatarsiennes.* — Synovie normale, pas de lésion appréciable.

« *Articulation astragalo-calcanéenne.* — Injection et rougeur assez notables de la synoviale qui tapisse le ligament intérosseux, la synoviale est un peu épaisse. On trouve aussi une ulcération du cartilage sur la facette antérieure du calcaneum (1). »

C'est appuyé sur cette autopsie et sur la communication faite en 1865 à la société de chirurgie par M. le professeur Dolbeau, au nom de M. Leroux, chirurgien de l'hôpital civil de Versailles, d'un membre qu'il avait dû amputer chez un malade

(1) Cabot. Thèses de Paris, 1866.

qui avait été atteint de tarsalgie avec varus, et qui présentait exactement les mêmes lésions qu'avait tracées M. Gosselin que le savant chirurgien a élevé, la théorie de la tarsalgie que nous allons exposer dans le chapitre suivant.

THÉORIE. — DISCUSSION.

Pour M. le professeur Gosselin. la tarsalgie des adolescents est une arthrite sèche qui a ordinairement son siége dans les articulations scaphoïdo-astragalienne et calcanéo-cuboïdienne, à quoi serait due cette *arthro-ostéite*; la cause en est assez difficile à donner et nous ne pouvons faire que des suppositions plus ou moins vraisemblables; en effet, l'athrite sèche est une maladie de l'âge mûr, même de la vieillesse, et la tarsalgie est une maladie de l'adolescence. — Invoquerons-nous le développement exagéré du squelette qui, d'après l'observation clinique, semble être une cause prédisposante; eh bien, là encore nous nous trouvons arrêté, car cette cause qui suffit à expliquer le *genu valgum* ne peut être invoquée ici à aussi juste titre, puisque les os courts n'ont pas, comme les os longs, de points épiphysaires. Il est cependant certain que le développement trop rapide du squelette joue un grand rôle dans la production de la maladie; cela ne serait-il pas dû à ce que le tissu compacte de l'os serait trop jeune pour résister à un travail prolongé? Ce qui semblerait nous donner raison, c'est que lorsque la maladie a été guérie dans la jeunesse elle ne reparaît plus dans l'âge mûr, alors que le squelette a acquis son entier développement. Ce qui paraît hors de doute, c'est qu'il se produit une lésion de l'articulation, que cette lésion amène une douleur localisée à l'articulation médio-tarsienne, douleur s'exagérant par la pression, que cette douleur que nous trouvons signalée dans les observations rapportées par nos devanciers, et que nous avons toujours retrouvée dans les observations que nous rapportons à la fin de notre travail, amène par action réflexe la contracture des muscles avoisinants surtout du long péronier qui se trouve en rapport direct avec l'articulation, ce qui explique encore pourquoi le valgus est plus commun que le varus.

En résumé, nous croyons que l'ostéo-arthrite est la lésion première et que la contracture est une conséquence de l'inflammation de l'articulation. Cette opinion est celle de M. le professeur Gosselin, elle s'appuie sur l'observation clinique qui nous montre toujours le phénomène *douleur* précédant tous les autres phénomènes ; elle s'appuie de plus sur deux autopsies. Ce sont là des raisons assez sérieuses par nous faire admettre l'opinion de notre maître, de préférence à celle de M. Duchenne (de Boulogne), qui ne repose que sur une analogie non encore démontrée qui existerait entre la tarsalgie avec déviation du pied, et la maladie si bien étudiée et si bien décrite par lui sous le nom de crampe des écrivains.

Après avoir exposé la théorie de M. Gosselin et donné les raisons qui nous la faisait accepter de préférence à celle de M. Duchenne (de Boulogne), nous allons exposer la théorie de ce savant physiologiste, et nous dirons pourquoi nous ne pouvons nous rallier à son opinion :

M. Duchenne de (Boulogne) admet deux espèces de valgus douloureux : l'un par paralysie du long péronier puis, par contracture du court péronier et du long extenseur des orteils; l'autre par impotence et spasme du long péronier. Voici l'explication qu'il donne dans le premier cas.

Le long péronier étant paralysé, la voûte plantaire s'abaisse et il se produit un varus, le malade marchant alors sur le bord externe du pied, il en résulte une contusion douloureuse des parties profondes, et cette contusion amène, comme action réflexe, la contracture du court péronier, d'où valgus pied plat; mais comme le fait remarquer M. Duchenne, ce phénomène ne s'observe que chez les sujets qui ont les pieds plats. Lorsqu'il examine les causes qui peuvent produire la paralysie du long péronier, M. Duchenne cite le froid, le rhumatisme, un coup sur la jambe, et la fatigue causée par la marche et la station debout. Nous avons recherché la paralysie du muscle long péronier chez les malades que nous avons examinés et dont nous rapportons les observations, jamais nous ne l'avons trouvée ; toutes les fois que nous avonsexaminé les malades; nous avons appliqué le pouce sur l'extrémité supérieure du premier métatarsien, le pied étant dans la flexion et nous avons dit au malade de repousser notre pouce, toujours nous avons trouvé qu'il développait autant de force dans le pied malade que dans le pied sain. Nous ne nierons pas cependant que le froid ou un coup sur la partie externe de la jambe aient pu quelquefois produire une paralysie du long péronier, et par le mécanisme qu'indique M. Duchenne, un valgus par contracture du court péronier; nous ferons seulement remarquer que dans ce cas la contracture est une contracture réflexe, puisque comme le dit M. Duchenne, elle a toujours été précédée d'une contusion profonde de la région externe du pied (1).

Après avoir parlé du valgus pied plat produit par le mécanisme ci-dessus, M. Duchenne aborde l'étude du valgus pied creux, c'est alors qu'apparaît la théorie de l'impotence et du spasme fonctionnels. Voyons donc ce que ces expressions signifient :

« J'appelle spasme et impotence musculaire fonctionnels, dit M. Duchenne, des affections caractérisées soit par des contractions continues,

(1) Duchenne (de Boulogne) Electricité localisée, p. 988 et s.

douloureuses ou indolentes, soit par des contractions
cloniques ou des tremblements, soit enfin par une
impotence qui se manifeste seulement pendant
l'exercice de certains mouvements volontaires ou
instinctifs, et se localisent dans quelques-uns des
muscles entrant alors synergiquement en action »(1).

Ainsi dans l'impotence : impossibilité de continuer la fonction ; donc impossibilité complète de
marcher et de repousser le pouce appuyé sur la
tête du premier métacarpien ; à ce sujet nous ferons
les mêmes réserves que pour la paralysie, nous
n'avons pas été assez heureux pour rencontrer
l'impotence fonctionnelle.

Du reste, l'impotence n'expliquerait pas la contracture des péroniers, il faudrait pour cela qu'elle
coïncidât avec le spasme; et, dans les observations
de M. Duchenne, nous trouvons toujours ces deux
maladies séparées : les uns sont atteints d'impotence fonctionnelle, les autres de spasme; mais il
ne cite aucun cas où les mêmes muscles aient été
alternativement atteints de spasme et d'impotence.

Le spasme explique-t-il la contracture permanente des péroniers et la douleur médio-tarsienne?
Non, car si la douleur était due au spasme, elle
devrait cesser avec lui, et cependant il n'en est rien
puisqu'en pressant au niveau de l'articulation, on

(1) Electricité localisée, p. 1021.

la provoque toujours même lorsque le malade, atteint seulement au premier degré, a pris un repos de dix à douze heures.

Le spasme ne nous donne pas non plus l'explication de la contracture permanente des péroniers. Dans sa définition, M. Duchenne nous dit bien qu'il appelle spasme des contractions continues, douloureuses ou indolentes, mais il a soin d'ajouter pour compléter sa définition « qui se manifestent *seulement pendant l'exercice* de certains mouvements volontaires ou instinctifs, » et, à l'appui de sa définition, M. Duchenne cite des exemples de malades atteints de spasme musculaire des diverses régions, et il a bien soin de faire remarquer que le spasme cessait dès que cessait la fonction qui l'avait provoqué. Pour le long péronier il n'en est pas ainsi, puisque la contracture persiste des semaines et même des mois entiers.

Le spasme a aussi une autre propriété, c'est d'envahir le membre sain si celui-là se livre au même travail qui a provoqué la maladie de l'autre membre. Ainsi M. Duchenne cite l'exemple de deux individus atteints de crampe des écrivains qui ont appris à écrire de la main gauche et qui, au bout de quelque temps, ont vu cette main prise à son tour.

Les deux pieds devraient donc être le plus souvent atteints, puisque pendant la marche ils fatiguent également, et cependant c'est le contraire qui a lieu. Nous n'avons qu'une seule observation sur trente et une que nous avons consultées, dans laquelle les deux pieds étaient atteints, encore y en avait-il un qui était en valgus, l'autre en varus.

Si les raisons que nous venons de donner ne suffisaient pas à faire rejeter la théorie de l'impotence et du spasme, il en est une troisième qui nous semble irrésistible, c'est le traitement par l'électricité. M. Duchenne dit dans son ouvrage (1), que l'électricité n'a aucune action sur le spasme et qu'il ne l'a jamais vue réussir que dans la contraction du long péronier, c'est là une prédilection bien singulière. M. Duchenne n'en donne aucune explication, il se borne à constater le fait. Ne serait-ce pas tout simplement parce que la contracture des péroniers n'est pas un spasme, mais une contracture réflexe ?

La théorie de M. Gosselin, basée sur l'autopsie, nous paraît si bien concorder avec les faits que nous avons été à même d'observer, que nous nous y rallions, sans même faire la réserve que fait le savant professeur à l'endroit de l'action thérapeutique de l'électricité qui, selon nous, ne servirait qu'à prouver une chose, c'est que la faradisation fait cesser les contractures musculaires en paralysant les muscles contracturés, fait que nous avons trouvé

(1) Electricité localisée, p. 1030.

dans le travail de M. Strauss sur les contractures (1).

DIAGNOSTIC.

Le diagnostic de la tarsalgie est assez facile ; on ne pourrait guère avec un peu d'attention la confondre avec d'autres déformations du pied, si l'on a présents à l'esprit les divers symptômes que nous avons énumérés au commencement de notre travail, et que l'on se souvienne que les contractures d'origine centrale ne produisent pas le valgus, mais le pied-bot équin varus, les orteils étant repliés en forme de griffe, et plus exceptionnellement le talus, comme l'ont démontré M. Bouchard relativement à la contracture tardive des hémiplégiques, et MM. Charcot, Bourneville, Lasègue, etc., dans le pied-bot par contracture hystérique. Du reste, on devra toujours éliminer l'hystérie lorsqu'on se trouvera en présence d'un garçon, cette maladie étant spéciale au sexe féminin.

Le diagnostic ne présentera de difficulté que chez les malades atteints au premier degré, chez ceux-là, en effet, la déformation et même la douleur peuvent avoir disparu au moment où le médecin est consulté ; on devra donc, dans ces cas, faire marcher le malade pendant une heure ou

(1) Strauss. Des contractures, p. 93.

deux pour voir reparaître la douleur localisée et la déformation ; très-souvent on pourra retrouver aussi la corde formée par les péroniers contracturés ; le pied aura perdu sa mobilité normale, sa pointe sera un peu portée en dehors, et si on fait la manœuvre que nous indiquons à l'article symptômes, c'est-à-dire, qu'on saisisse les orteils avec la main en ayant soin de fixer la jambe sur le lit, on ne pourra que difficilement ramener la pointe du pied en dedans. De même le balancement que l'on obtient en saisissant l'extrémité inférieure de la jambe avec les deux mains et en secouant fortement le pied, sera à peu près nul, tandis qu'il sera très-prononcé dans le pied sain, du reste cette manœuvre du balancement doit toujours être essayée lorsqu'il s'agit de diagnostiquer la tarsalgie, car souvent à elle seule elle suffit à faire disparaître des symptômes qui avaient disparu par le repos.

M. Delore parle d'un cas où la tarsalgie aurait été prise pour une myélite; c'est là une erreur que nous ne croyons pas que puisse commettre un chirurgien un peu expérimenté, vu que les déformations de la myélite sont ordinairement doubles et que la myélite ne produit pas le valgus, mais le pied-bot équin avec un peu de varus, fait que nous avons été à même de constater il y a quelques jours à peine, 12 mai, chez un homme couché salle Sainte-Vierge, n° 3, dans le service de M. le professeur Gosselin, malade qui avait été atteint consécutivement à une fracture de la colonne vertébrale siégeant à la région lombo sacrée de pied équin varus, les orteils formant griffe par suite de la contracture du triceps sural et des fléchisseurs des orteils.

Peut-être pourrait-on confondre la tarsalgie avec la tumeur blanche à son début, mais dans la tumeur blanche le gonflement est plus considérable et la contracture est l'exception, tandis qu'elle est la règle dans la tarsalgie, et enfin la marche de la maladie n'est pas la même.

PRONOSTIC.

Le pronostic de la tarsalgie n'est pas très-sérieux en ce sens, qu'il ne met pas la vie du malade en danger. Si cependant on considère que la maladie abandonnée à elle-même peut passer au troisième degré et même à l'ankylose, lésion irrémédiable qui forcera la malade à marcher sur le bord interne du pied, qui ne lui permettra plus de faire de courses un peu longues et qui, enfin, le forcera souvent à abandonner un état lucratif, on ne pourra lui contester une certaine gravité. Le pronostic est sérieux en ce sens encore que le malade devra garder un repos complet pendant plusieurs mois, éviter toute fatigue pendant toute l'adolescence, et changer de métier si la maladie est due à la fatigue professionnelle.

TRAITEMENT.

Le traitement diffère suivant le degré de la maladie.

Dans le premier degré, c'est-à-dire dans les cas où la déformation disparaît après un repos de dix à douze heures, le repos au lit pendant un mois ou six semaines amènera presque toujours la guérison, guérison qui deviendra définitive si le malade ne reprend pas son ancien état ou un autre qui le force encore à rester debout ou à faire de longues courses. On pourra en même temps appliquer un bandage compressif en ayant bien soin d'enrouler la bande en sens inverse de la déviation, c'est-à-dire de dehors en dedans si le pied est en valgus, et de dedans en dehors si le pied est porté en varus. Dans le deuxième degré, on essayera d'abord le repos au lit et le bandage roulé. Si au bout de quelques jours on ne voyait aucune amélioration, on devrait alors réduire la déviation et pour cela il faudrait endormir le malade et prolonger le sommeil anesthésique jusqu'à ce que la contracture ait cessé, alors on ramènera le pied dans sa position normale et on l'y maintiendra à l'aide d'un appareil inamovible, appareil plâtré, silicaté, etc. Cet appareil devra être gardé pendant six semaines ou deux mois, et si après ce temps la guérison paraissait complète, on devrait encore faire porter au malade, pendant quelques mois, une bottine lacée et dont la partie interne de la semelle serait plus élevée que la partie externe, si le pied était porté en valgus. Il faudrait faire le contraire si le pied était primitivement en varus. On pourra encore, pour empêcher les contusions profondes, mettre dans la bottine une semelle de caoutchouc.

On devra bien entendu prescrire au malade de grandes précautions, lui recommander d'éviter les marches un peu longues et la station prolongée jusqu'à ce qu'il ait atteint l'âge de 25 à 28 ans, c'est-à-dire jusqu'à ce que le squelette ayant atteint son complet développement, il n'y ait plus à craindre de rechute.

Si la maladie en était arrivée au troisième degré, c'est-à-dire si le sommeil chloroformique ne parvenait plus à faire cesser la contracture, nous serions alors d'avis d'avoir recours à la ténotomie que l'on ferait au-dessus de la gaîne en observant les règles indiquées pour cette opération. Lorsque la plaie cutanée serait cicatrisée, on appliquerait un appareil inamovible pour maintenir la réduction et empêcher la soudure des tendons des muscles coupés. Enfin, si la maladie ayant été négligée, l'ankylose s'était faite, il ne resterait plus qu'à rassurer la malade en lui expliquant qu'à la longue il se produira une grande tolérance, et qu'au bout de quelques années il n'éprouvera plus qu'une légère boi-

terie qui ne l'empêchera pas de vaquer à ses occu-
pations.

Observation I. — Le 22 janvier entre à l'hôpital
de la Charité, dans le service de M. le professeur
Gosselin, salle Sainte-Vierge, n° 15, le nommé
Breuil Louis, âgé de 16 ans, ouvrier pâtissier.

Ce jeune homme, qui n'a eu jusqu'ici aucune
maladie, a beaucoup grandi depuis quelque temps,
et son métier de pâtissier le force à rester debout
une partie de la journée, de plus il est ouvrier
dans une des grandes maisons de la capitale, et il
fait des courses tous les jours, courses souvent
longues et pendant lesquelles il a à porter de
lourds fardeaux.

Il y a deux mois environ, ce jeune homme, qui
était tout nouvellement arrivé à Paris, a ressenti
une douleur assez vive au niveau de l'articulation
médio-tarsienne, puis huit jours après, à ce qu'il
dit, il s'est aperçu que son pied gauche tournait.
Cette déviation, d'abord peu sensible, n'existait
que le soir, et le matin, il n'en restait plus trace.
Le malade a continué son travail et les choses
ayant toujours été en augmentant, le malade s'est
décidé à entrer à l'hôpital, où il se présente à
nous dans l'état suivant :

Etat actuel. — Le malade a les pieds creux, le
bord externe du pied est complètement relevé, la
pointe est déviée en dehors et le malade ne s'ap-

puie plus que sur le bord interne du pied ; on sent, au-dessus de la malléole externe, la corde formée par les péroniers contracturés, le jambier antérieur est sain, mais l'extenseur commun fait un peu saillie sur la face dorsale du pied ; si nous pressons sur l'articulation médio-tarsienne, nous provoquons une vive douleur ; si saisissant la jambe à la partie inférieure, nous secouons avec force, nous ne pouvons produire aucun balancement, tandis que nous l'obtenons très-facilement du côté opposé. Si nous fixons la jambe sur le lit et que nous essayions de ramener la pointe du pied en dedans, nous ne pouvons y parvenir. Enfin, si nous appuyons le pouce sur l'extrémité supérieure du premier métatarsien, en ayant eu soin préalablement de relever le pied, et que nous fassions pousser le malade, il développe autant de force que du côté sain, fait que constate M. Voisin, interne du service, en compagnie duquel nous voyons le malade.

Le 26 janvier, les choses restant toujours dans le même état, malgré quatre jours de repos complet, M. Gosselin fait appliquer un bandage compressif en recommandant de faire les tours de bande de dehors en dedans, c'est-à-dire en sens inverse de la déviation.

Le 6 février, nous examinons de nouveau le malade, la contracture des péroniers a disparu et le pied a presque repris sa position normale. La douleur ayant disparu, on continue toujours le traitement.

Le 15. Le malade ne souffrant plus, et le pied ayant repris sa mobilité normale ; le malade quitte l'hôpital.

OBSERVATION II. — Le 3 mars 1875, entre à l'hôpital Saint-Antoine, salle Sainte-Marthe, n° 3, service de M. Duplay, la nommée P. Alphonsine, âgée de 15 ans, polisseuse de métaux. Cette fille est de taille moyenne, bien constituée et complètement développée. N'a jamais eu de rhumatisme, mais est née de parents rhumatisants. Elle nous raconte, qu'il y a quinze jours, elle a fait une chute dans un escalier et que de suite, elle a ressenti de la douleur au pied. Cette douleur, qui n'a point disparu par le repos, n'était pas continue ; c'étaient plutôt des picotements douloureux, qui d'abord n'ont point empêché la malade d'aller à son travail, puis elle s'est aperçue que son pied tournait peu à peu et la douleur augmentant, elle s'est décidée à entrer à l'hôpital.

Etat actuel. — Le bord externe du pied est relevé, la pointe du pied est un peu portée en dehors ; les péroniers forment au-dessus de la malléole externe une corde très-saillante ; l'extenseur commun des orteils est lui aussi un peu contracturé, saisissant l'extrémité inférieure de la jambe et essayant de produire le balancement du pied, on ne peut y parvenir, tandis qu'on l'obtient facilement du côté opposé; on ne peut non plus ramener la pointe du pied en dedans. En pressant au niveau de l'articulation astragalo-scaphoïdienne, on observe une douleur assez vive; cette douleur s'observe du reste, quoiqu'un peu moins vive, à la partie externe du pied, au niveau de l'articulation du cuboïde et du calcanéum. Nous appliquons le pouce sous l'extrémité supérieure du premier métatarsien, et nous disons à la malade de pousser. Nous constatons qu'elle développe à peu près autant de force du côté malade que du côté sain. M. Petit, interne du service, qui nous accompagne, constate le même fait.

Nous revoyons la malade, le 22 avril, les mouvements sont plus faciles, mais le balancement est moins étendu que du côté sain, le pied n'est presque plus dévié.

7 mai. La malade marche sans douleur, le pied a repris sa position normale, nous ne provoquons pas de douleur par la pression; cependant nous remarquons qu'il existe encore une certaine raideur, qui empêche le balancement de se produire d'une manière complète; la malade qui s'ennuie à l'hôpital, demande à sortir; elle sortira lundi 10, quoique incomplètement guérie.

OBSERVATION III. — Le 31 mars est entré, dans le service de M. Duplay, à l'hôpital Saint-Antoine, le nommé Betheman, ouvrier chaisier, âgé de

17 ans. Ce jeune homme, qui est blond et un peu lymphatique, s'est aperçu, il y a six mois environ, que le soir son pied gauche lui faisait mal et était un peu relevé au bord externe. Le matin, la déviation avait entièrement disparu. Nous avons demandé à ce jeune homme, s'il avait ressenti une douleur très-vive, il nous dit que la douleur était plutôt sourde, mais que son talon s'étant trouvé saisi entre deux pavés, il se serait forcé le pied et que c'est à partir de ce moment, que la maladie se serait aggravée.

Etat actuel. — La pointe du pied est portée en dehors, le bord externe est relevé, la voûte plantaire est légèrement effacée et le malade marche un peu sur le bord interne du pied. On sent, derrière la malléole externe, le cordon formé par les péroniers contracturés. On voit aussi à la face dorsale du pied la saillie formée par l'extenseur commun des orteils. Les mouvements de latéralité sont impossibles; ainsi que le balancement, la pression provoque une douleur assez vive au niveau de l'articulation médio-tarsienne; le scaphoïde fait une légère saillie au bord interne du pied.

Nous voyons le malade, le 15 avril, le bord externe du pied est un peu moins relevé, la douleur, à la pression, n'est presque plus ressentie par le malade; les mouvements de latéralité sont toujours très-restreints. Le malade garde toujours le repos au lit et on l'électrise tous les jours.

23 avril. Même état.

7 mai. Le malade va mieux, les mouvements de latéralité sont plus faciles; en agitant le pied, on peut produire un peu de balancement, ce que l'on ne pouvait obtenir il y a quinze jours. Mais il produit aussitôt un certain degré de contracture des péroniers, qui disparaît du reste très-vite; le bord externe du pied est encore un peu relevé.

Le **14**. Le pied a repris sa position normale, il n'est plus douloureux, cependant il existe encore un peu de raideur de l'articulation; on continuera encore le traitement.

OBSERVATION IV. — Le 30 avril entre à la Charité, salle Sainte-Vierge n° 8, dans le service de M. le professeur Gosselin, le nommé Nicolas Alphonse âgé de 20 ans, garçon épicier atteint de tarsalgie du pied gauche avec valgus.

Ce malade a déjà été soigné il y a cinq ans à l'hôpital Beaujon dans le service de M. le professeur Dolbeau. Le traitement a consisté en un appareil silicaté et le repos au lit. Le malade est sorti au moment du siége après un traitement de trente quatre jours et il est allé en province où il a gardé un repos presque absolu. Après le siége le malade est rentré à Paris où il a repris son métier d'épicier; plusieurs fois il a été forcé d'interrompre son travail par suite de la douleur qu'il éprouvait.

Le 27 janvier 1875, le malade entre dans le service de M. Gosselin pour une fracture de l'apophyse styloïde du tibia non accompagnée de fracture du péroné; sorti guéri après un séjour de quarante jours à l'hôpital, ce malade rentre le 30 avril 1875, pour sa tarsalgie.

Etat actuel : le malade accuse de la douleur au niveau de son articulation médio-tarsienne du côté gauche; les mouvements de l'articulation tibio-tarsienne sont gênés par suite de la fracture; la malléole interne est plus volumineuse que celle du côté opposé, la pointe du pied est portée en dehors; le malade a les pieds plats. Lorsque le malade a marché pendant un certain temps les douleurs augmentent et la pointe du pied ne peut plus revenir en dedans. Le lendemain matin après dix à douze heures de repos la contracture a disparu.

Le malade a marché aujourd'hui 1er mai. Ce matin à la visite le pied était flexible, les péroniers n'étaient nullement saillants ni contracturés; la douleur était nulle et ce soir quatre heures, le malade ayant marché une heure environ, le pied est redevenu en dehors, les péroniers sont contracturés, la douleur médio-tarsienne existe et quand on saisit l'extrémité inférieure de la jambe et qu'on agite le pied, on ne parvient à produire aucun balancement, tandis que du côté opposé il est très-manifeste.

Si d'autre part on saisit les orteils avec la main en ayant soin de fixer la jambe sur le lit, et qu'on veuille porter le pied en dedans, on ne peut exécuter

qu'un très-faible mouvement et on voit le tendon
du court péronier au-dessous de la malléole externe
faire une saillie assez manifeste et qui est douloureuse à la pression.

Si on appuie sur l'extrémité du premier métatarsien et qu'on dise au malade de repousser le
pouce, il développe autant de force que du côté sain.

Traitement. Bandage roulé et repos au lit; le malade
quitte l'hôpital le 28 mai non guéri complètement,
mais son état a subi une grande amélioration.

OBSERVATION V. — Le 5 avril 1875, entré à l'hôpital
Saint-Antoine, salle Saint-Barnabé 18, dans le service de M. Duplay, le nommé Baudy apprenti
ébéniste âgé de 16 ans, blond, mais ne présentant
aucune trace de scrofule, n'a jamais eu de maux
d'yeux, de croûtes ni de glandes.

Ce garçon que son travail oblige à se tenir debout toute la journée, s'est aperçu il y a deux mois
que son pied était douloureux, surtout le soir.

Il y a quatre jours, il s'est aperçu que son pied
tournait et qu'il marchait un peu sur le bord externe du pied; la douleur empêchant ce malade de
continuer son travail, il entre à l'hôpital.

Etat actuel. — 6 avril, le pied est légèrement en
varus, la pointe un peu tournée en dedans; le
jambier antérieur ne paraît pas contracturé; mais
le malade ayant gardé le lit depuis vingt-quatre
heures, la contracture a pu disparaître. A la pres-

sion on provoque une douleur assez vive au-dessous de la malléole interne et de la malléole externe. En fixant la jambe sur le lit, on porte assez facilement la pointe du pied en dehors; cependant on constate une certaine raideur, qui se manifeste d'une manière bien plus prononcée lorsqu'on fait la manœuvre du balancement.

Nous appuyons le pouce sur l'extrémité supérieure du premier métatarsien, le pied étant dans la flexion et nous disons au malade de pousser; nous constatons, M. Petit, interne du service et moi, qu'il développe autant de force que du côté opposé, il n'y a donc là ni impotence, ni paralysie.

Nous revoyons le malade le 15 avril, la douleur a presque disparu, la raideur du pied persiste seule; il continue son traitement; repos et électricité.

23 avril, les choses n'ont pas changé depuis notre dernière visite; toujours un peu de raideur, manifeste surtout au balancement.

7 mai, le malade va beaucoup mieux, on lui permet de marcher dans la salle, nous constatons cependant un peu de raideur du pied.

14 mai, le malade a quitté hier l'hôpital sur sa demande; il ne souffrait plus en marchant; cette guérison sera-t-elle définitive; nous ne le croyons pas parce que le malade va reprendre son ancien métier; attendons-nous à le voir revenir bientôt à l'hôpital.

Paris. A. Parent, imprimeur de la Faculté de Médecine, rue M.-le-Prince 31.